RICETTE PER FRIGGITRICE AD ARIA

2021

SANE E SQUISITE RICETTE DI CARNE
DA ESEGUIRE SENZA SFORZO

JOHN WRIGHT

Sommario

Introduzione

Sei sempre alla ricerca di modi più semplici e moderni per cucinare i pasti migliori per te e per tutti i tuoi cari?

Sei costantemente alla ricerca di utili elettrodomestici da cucina che renderanno più divertente il tuo lavoro in cucina?

Bene, non hai più bisogno di cercare! Vi presentiamo oggi il miglior elettrodomestico da cucina disponibile in questi giorni sul mercato: la friggitrice ad aria!

Le friggitrici ad aria sono semplicemente i migliori strumenti da cucina per tanti motivi.

Sei interessato a saperne di più sulle friggitrici ad aria? Quindi, fai attenzione dopo!

Prima di tutto, devi sapere che le friggitrici ad aria sono degli speciali e rivoluzionari elettrodomestici da cucina che cucinano i tuoi cibi sfruttando la circolazione dell'aria calda. Questi strumenti utilizzano una tecnologia speciale chiamata tecnologia rapida dell'aria. Pertanto, tutto il cibo che cucini in queste friggitrici è succulento all'interno e perfettamente cotto all'esterno.

La prossima cosa che devi scoprire sulle friggitrici ad aria è che ti permettono di cucinare, cuocere al forno, cuocere a vapore e arrostire praticamente tutto ciò che puoi immaginare.

Ultimo ma non meno importante, dovresti sapere che le friggitrici ad aria ti aiutano a cucinare i tuoi pasti in un modo molto più sano.
Così tante persone in tutto il mondo si sono appena innamorate di questo fantastico e straordinario strumento e ora tocca a te diventare uno di loro.

Quindi ... per farla breve, ti consigliamo di acquistare subito una friggitrice ad aria e di mettere le mani su questo diario di cucina il prima possibile!

Possiamo assicurarti che tutti i pasti che cucini nella tua friggitrice ad aria saranno così buoni e che tutti ammireranno le tue abilità culinarie da ora uno!

Quindi iniziamo!
Divertiti a cucinare con la tua fantastica friggitrice ad aria!

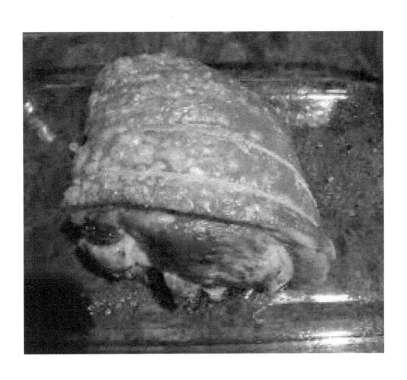

Ricette di pollame con friggitrice ad aria

Casseruola di tacchino, piselli e funghi

Tempo di preparazione: 10 minuti Tempo di cottura: 20 minuti Porzioni: 4

Ingredienti:

- 2 libbre di petto di tacchino, senza pelle, disossato
- Sale e pepe nero qb
- 1 cipolla gialla, tritata
- 1 gambo di sedano, tritato
- ½ tazza di piselli
- 1 tazza di brodo di pollo
- 1 tazza di zuppa di funghi
- 1 tazza di cubetti di pane

Indicazioni:

1. In una padella adatta alla tua friggitrice ad aria, mescola il tacchino con sale, pepe, cipolla, sedano, piselli e brodo, introduci nella tua friggitrice e cuoci a 360 gradi per 15 minuti.
2. Aggiungere i cubetti di pane e la crema di zuppa di funghi, mescolare e cuocere a 360 gradi per altri 5 minuti.

3. Dividete tra i piatti e servite caldo.

Godere!

Nutrizione: calorie 271, grassi 9, fibre 9, carboidrati 16, proteine 7

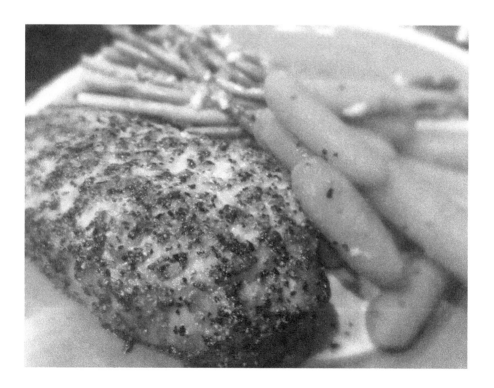

Gustose Cosce Di Pollo

Tempo di preparazione: 10 minuti Tempo di cottura: 20 minuti Porzioni: 6

Ingredienti:

- 2 e ½ libbre di cosce di pollo
- Sale e pepe nero qb
- 5 cipolle verdi, tritate
- 2 cucchiai di olio di sesamo
- 1 cucchiaio di sherry
- ½ cucchiaino di aceto bianco
- 1 cucchiaio di salsa di soia
- ¼ di cucchiaino di zucchero

Indicazioni:

1. Condire il pollo con sale e pepe, strofinare con metà dell'olio di sesamo, aggiungere alla friggitrice ad aria e cuocere a 360 gradi per 20 minuti.
2. Nel frattempo scaldare una padella con il resto dell'olio a fuoco medio-alto, aggiungere le cipolle verdi, lo sherry, l'aceto, la salsa di soia e lo zucchero, mescolare, coprire e cuocere per 10 minuti
3. Tagliare a brandelli il pollo con 2 forchette, dividerlo nei piatti, condire con la salsa e servire.

Godere!

Nutrizione: calorie 321, grassi 8, fibre 12, carboidrati 36, proteine 24

Offerte di pollo e salsa aromatizzata

Tempo di preparazione: 10 minuti Tempo di cottura: 10 minuti Porzioni: 6

Ingredienti:

- 1 cucchiaino di peperoncino in polvere
- 2 cucchiaini di aglio in polvere
- 1 cucchiaino di cipolla in polvere
- 1 cucchiaino di paprika dolce
- Sale e pepe nero qb
- 2 cucchiai di burro
- 2 cucchiai di olio d'oliva
- 2 libbre di offerte di pollo
- 2 cucchiai di amido di mais
- ½ tazza di brodo di pollo
- 2 tazze di panna
- 2 cucchiai d'acqua
- 2 cucchiai di prezzemolo tritato

Indicazioni:

1. In una ciotola, mescolare l'aglio in polvere con la cipolla in polvere, il peperoncino, il sale, il pepe e la paprika, mescolare, aggiungere il pollo e mescolare.

2. Strofinare le offerte di pollo con olio, metterle nella friggitrice ad aria e cuocere a 360 gradi per 10 minuti.

3. Nel frattempo scaldare una padella con il burro a fuoco medio alto, aggiungere la maizena, il brodo, la panna, l'acqua e il prezzemolo, mescolare, coprire e cuocere per 10 minuti.

4. Dividete il pollo nei piatti, condite con la salsa e servite.

Godere!

Nutrizione: calorie 351, grassi 12, fibre 9, carboidrati 20, proteine 17

Anatra e Verdure

Tempo di preparazione: 10 minuti Tempo di cottura: 20 minuti Porzioni: 8

Ingredienti:

- 1 anatra, tagliata a pezzi medi
- 3 cetrioli, tritati
- 3 cucchiai di vino bianco
- 2 carote, tritate
- 1 tazza di brodo di pollo
- 1 pezzetto di zenzero, grattugiato
- Sale e pepe nero qb

Indicazioni:

1. In una padella adatta alla tua friggitrice ad aria, mescola i pezzi di anatra con cetrioli, vino, carote, zenzero, brodo, sale e pepe, mescola, introduci nella friggitrice e cuoci a 370 gradi F per 20 minuti.
2. Dividete tutto nei piatti e servite.

Godere!

Nutrizione: calorie 200, grassi 10, fibre 8, carboidrati 20, proteine 22

Salsa di pollo e albicocche

Tempo di preparazione: 10 minuti Tempo di cottura: 20 minuti Porzioni: 4

Ingredienti:

- 1 pollo intero, tagliato a pezzi medi
- Sale e pepe nero qb
- 1 cucchiaio di olio d'oliva
- ½ cucchiaino di paprika affumicata
- ¼ di bicchiere di vino bianco
- ½ cucchiaino di maggiorana essiccata
- ¼ di tazza di brodo di pollo
- 2 cucchiai di aceto bianco
- ¼ di tazza di marmellata di albicocche
- 1 cucchiaino e mezzo di zenzero grattugiato
- 2 cucchiai di miele

Indicazioni:

1. Condire il pollo con sale, pepe, maggiorana e paprika, mescolare per ricoprire, aggiungere olio, strofinare bene, mettere nella friggitrice e cuocere a 360 gradi per 10 minuti.

2. Trasferisci il pollo in una padella adatta alla tua friggitrice ad aria, aggiungi brodo, vino, aceto, zenzero, conserve di albicocche e miele, mescola, metti la friggitrice e cuoci a 360 gradi F per altri 10 minuti.

3. Dividere la salsa di pollo e albicocche nei piatti e servire.

Godere!

Nutrizione: calorie 200, grassi 7, fibre 19, carboidrati 20, proteine 14

Riso con pollo e cavolfiore

Tempo di preparazione: 10 minuti Tempo di cottura: 20 minuti Porzioni: 6

Ingredienti:

- 3 fette di pancetta, tritate
- 3 carote, tritate
- 3 libbre di cosce di pollo, disossate e senza pelle
- 2 foglie di alloro
- ¼ di tazza di aceto di vino rosso
- 4 spicchi d'aglio, tritati
- Sale e pepe nero qb
- 4 cucchiai di olio d'oliva
- 1 cucchiaio di aglio in polvere
- 1 cucchiaio di condimento italiano
- 24 once di riso al cavolfiore
- 1 cucchiaino di curcuma in polvere
- 1 tazza di brodo di manzo

Indicazioni:

1. Riscalda una padella adatta alla tua friggitrice ad aria a fuoco medio-alto, aggiungi la pancetta, le carote, la cipolla e l'aglio, mescola e cuoci per 8 minuti.

2. Aggiungere il pollo, l'olio, l'aceto, la curcuma, l'aglio in polvere, il condimento italiano e le foglie di alloro, mescolare, introdurre nella friggitrice e cuocere a 360 gradi per 12 minuti.

3. Aggiungere il riso al cavolfiore e il brodo, mescolare, cuocere per altri 6 minuti, dividere nei piatti e servire.

Godere!

Nutrizione: calorie 340, grassi 12, fibre 12, carboidrati 16, proteine 8

Insalata di pollo e spinaci

Tempo di preparazione: 10 minuti Tempo di cottura: 12 minuti Porzioni: 2

Ingredienti:

- 2 cucchiaini di prezzemolo essiccato
- 2 petti di pollo, senza pelle e disossati
- ½ cucchiaino di cipolla in polvere
- 2 cucchiaini di paprika dolce
- ½ tazza di succo di limone
- Sale e pepe nero qb
- 5 tazze di spinaci baby
- 8 fragole, affettate
- 1 cipolla rossa piccola, affettata
- 2 cucchiai di aceto balsamico
- 1 avocado, snocciolato, sbucciato e tritato
- ¼ di tazza di olio d'oliva
- 1 cucchiaio di dragoncello tritato

Indicazioni:

1. Mettere il pollo in una ciotola, aggiungere il succo di limone, il prezzemolo, la cipolla in polvere e la paprika e mescolare.

2. Trasferisci il pollo nella tua friggitrice ad aria e cuoci a 360 gradi per 12 minuti.

3. In una ciotola, mescolare gli spinaci, la cipolla, le fragole e l'avocado e mescolare.

4. In un'altra ciotola mescolate l'olio con l'aceto, il sale, il pepe e il dragoncello, sbattete bene, aggiungete all'insalata e mescolate.

5. Dividere il pollo nei piatti, aggiungere l'insalata di spinaci a lato e servire.

Godere!

Nutrizione: calorie 240, grassi 5, fibre 13, carboidrati 25, proteine 22

Mix di pollo e castagne

Tempo di preparazione: 10 minuti Tempo di cottura: 12 minuti Porzioni: 2

Ingredienti:

- ½ libbra di pezzi di pollo
- 1 cipolla gialla piccola, tritata
- 2 cucchiaini di aglio, tritato
- Un pizzico di zenzero, grattugiato
- Un pizzico di pimento, macinato
- 4 cucchiai di castagne d'acqua
- 2 cucchiai di salsa di soia
- 2 cucchiai di brodo di pollo
- 2 cucchiai di aceto balsamico
- 2 tortillas per servire

Indicazioni:

1. In una padella adatta alla tua friggitrice ad aria, mescola la carne di pollo con cipolla, aglio, zenzero, pimento, castagne, salsa di soia, brodo e aceto, mescola, trasferisci nella tua friggitrice e cuoci a 360 gradi F per 12 minuti.
2. Dividete tutto nei piatti e servite.

Nutrizione: calorie 301, grassi 12, fibre 7, carboidrati 24, proteine 12

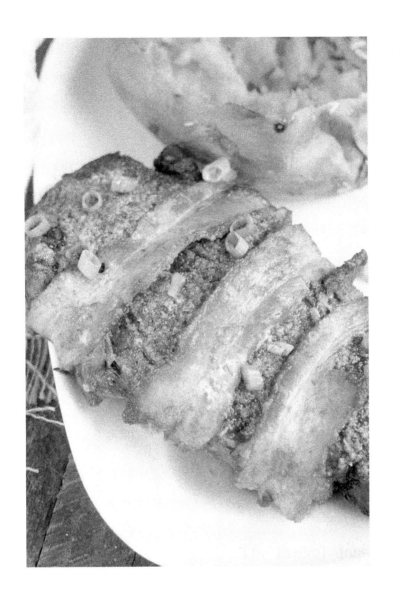

Pollo Glassato Al Sidro

Tempo di preparazione: 10 minuti Tempo di cottura: 14 minuti Porzioni: 4

Ingredienti:

- 1 patata dolce, a cubetti
- 2 mele, private del torsolo e affettate
- 1 cucchiaio di olio d'oliva
- 1 cucchiaio di rosmarino tritato
- Sale e pepe nero qb
- 6 cosce di pollo, con osso e pelle
- 2/3 tazza di sidro di mele
- 1 cucchiaio di senape
- 2 cucchiai di miele
- 1 cucchiaio di burro

Indicazioni:

1. Riscalda una padella adatta alla tua friggitrice ad aria con metà dell'olio a fuoco medio-alto, aggiungi il sidro, il miele, il burro e la senape, mescola bene, porta a ebollizione, togli la fiamma, aggiungi il pollo e mescola bene.

2. In una ciotola mescolare i cubetti di patate con il rosmarino, le mele, il sale, il pepe e il resto dell'olio, mescolare bene e unire al composto di pollo.

3. Metti la padella nella tua friggitrice ad aria e cuoci a 390 gradi F per 14 minuti.

4. Dividete tutto nei piatti e servite.

Godere!

Nutrizione: calorie 241, grassi 7, fibre 12, carboidrati 28, proteine 22

Petti Di Pollo Ripieni Vegetariani

Tempo di preparazione: 10 minuti Tempo di cottura: 15 minuti Porzioni: 4

Ingredienti:

- 4 petti di pollo, senza pelle e disossati
- 2 cucchiai di olio d'oliva
- Sale e pepe nero qb
- 1 zucchina, tritata
- 1 cucchiaino di condimento italiano
- 2 peperoni gialli, tritati
- 3 pomodori, tritati
- 1 cipolla rossa, tritata
- 1 tazza di mozzarella, sminuzzata

Indicazioni:

1. Mescolare una fessura su ogni petto di pollo creando una tasca, condire con sale e pepe e strofinarli con olio d'oliva.
2. In una ciotola, mescolare le zucchine con il condimento italiano, i peperoni, i pomodori e la cipolla e mescolare.
3. Farcisci i petti di pollo con questo mix, cospargili con la mozzarella, mettili nel cestello della tua friggitrice e cuoci a 350 gradi F per 15 minuti.
4. Dividete tra i piatti e servite.

Godere!

Nutrizione: calorie 300, grassi 12, fibre 7, carboidrati 22, proteine 18

Pollo greco

Tempo di preparazione: 10 minuti Tempo di cottura: 15 minuti Porzioni: 4

Ingredienti:

- 2 cucchiai di olio d'oliva
- Succo di 1 limone
- 1 cucchiaino di origano, essiccato
- 3 spicchi d'aglio, tritati
- 1 libbra di cosce di pollo
- Sale e pepe nero qb
- ½ libbra di asparagi, tagliati
- 1 zucchina, tritata grossolanamente
- 1 limone a fette

Indicazioni:

1. In un piatto resistente al calore che si adatta alla tua friggitrice ad aria, mescolare i pezzi di pollo con olio, succo di limone, origano, aglio, sale, pepe, asparagi, zucchine e fette di limone, mescolare, introdurre in una friggitrice ad aria preriscaldata e cuocere a 380 gradi F per 15 minuti.
2. Dividete tutto nei piatti e servite.

Godere!

Nutrizione: calorie 300, grassi 8, fibre 12, carboidrati 20, proteine 18

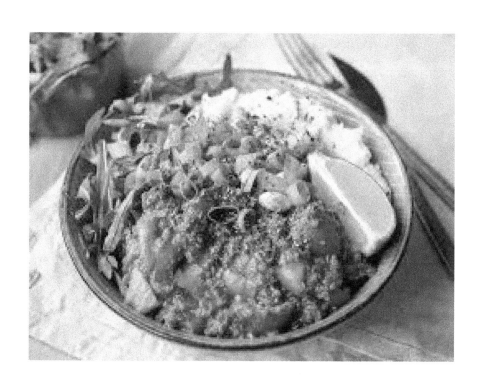

Petti d'anatra al vino rosso e salsa all'arancia

Tempo di preparazione: 10 minuti Tempo di cottura: 35 minuti Porzioni: 4

Ingredienti:

- ½ tazza di miele
- 2 tazze di succo d'arancia
- 4 tazze di vino rosso
- 2 cucchiai di aceto di sherry
- 2 tazze di brodo di pollo
- 2 cucchiaini di spezie per torta di zucca
- 2 cucchiai di burro
- 2 petti d'anatra, con la pelle e tagliati a metà
- 2 cucchiai di olio d'oliva
- Sale e pepe nero qb

Indicazioni:

1. Scaldare una padella con il succo d'arancia a fuoco medio, aggiungere il miele, mescolare bene e cuocere per 10 minuti.

2. Aggiungere il vino, l'aceto, il brodo, le spezie della torta e il burro, mescolare bene, cuocere per altri 10 minuti e togliere dal fuoco.

3. Condire i petti d'anatra con sale e pepe, strofinare con olio d'oliva, mettere in una friggitrice ad aria preriscaldata a 370 gradi F e cuocere per 7 minuti su ogni lato.

4. Dividere i petti d'anatra sui piatti, bagnare con vino e succo d'arancia e servire subito.

Godere!

Nutrizione: calorie 300, grassi 8, fibre 12, carboidrati 24, proteine 11

Petto d'Anatra Con Salsa Di Fichi

Tempo di preparazione: 10 minuti Tempo di cottura: 20 minuti Porzioni: 4

Ingredienti:

- 2 petti d'anatra, con la pelle, tagliati a metà
- 1 cucchiaio di olio d'oliva
- ½ cucchiaino di timo tritato
- ½ cucchiaino di aglio in polvere
- ¼ di cucchiaino di paprika dolce
- Sale e pepe nero qb
- 1 tazza di brodo di manzo
- 3 cucchiai di burro, sciolto
- 1 scalogno, tritato
- ½ tazza di vino porto
- 4 cucchiai di marmellata di fichi
- 1 cucchiaio di farina bianca

Indicazioni:

1. Condire i petti d'anatra con sale e pepe, irrorare metà del burro fuso, strofinare bene, mettere nel cestello

della friggitrice e cuocere a 350 gradi F per 5 minuti per lato.

2. Nel frattempo scaldare una padella con l'olio d'oliva e il resto del burro a fuoco medio alto, aggiungere lo scalogno, mescolare e cuocere per 2 minuti.

3. Aggiungere il timo, l'aglio in polvere, la paprika, il brodo, il sale, il pepe, il vino e i fichi, mescolare e cuocere per 7-8 minuti.

4. Aggiungere la farina, mescolare bene, cuocere fino a quando la salsa si addensa un po 'e togliere dal fuoco.

5. Dividere i petti d'anatra nei piatti, condire con la salsa di fichi e servire.

Godere!

Nutrizione: calorie 246, grassi 12, fibre 4, carboidrati 22, proteine 3

Petti d'anatra e salsa di lamponi

Tempo di preparazione: 10 minuti Tempo di cottura: 15 minuti Porzioni: 4

Ingredienti:

- 2 petti d'anatra, con la pelle e segnati
- Sale e pepe nero qb
- Spray da cucina
- ½ cucchiaino di cannella in polvere
- ½ tazza di lamponi
- 1 cucchiaio di zucchero
- 1 cucchiaino di aceto di vino rosso
- ½ tazza d'acqua

Indicazioni:

1. Condire i petti d'anatra con sale e pepe, spruzzarli con spray da cucina, mettere nella friggitrice ad aria preriscaldata con la pelle rivolta verso il basso e cuocere a 350 gradi F per 10 minuti.

2. Riscaldare una padella con l'acqua a fuoco medio, aggiungere i lamponi, la cannella, lo zucchero e il vino, mescolare, portare a ebollizione, trasferire nel frullatore, frullare e rimettere nella padella.

3. Aggiungere anche i petti d'anatra della friggitrice ad aria nella padella, mescolare per ricoprire, dividere tra i piatti e servire subito.

Godere!

Nutrizione: calorie 456, grassi 22, fibre 4, carboidrati 14, proteine 45

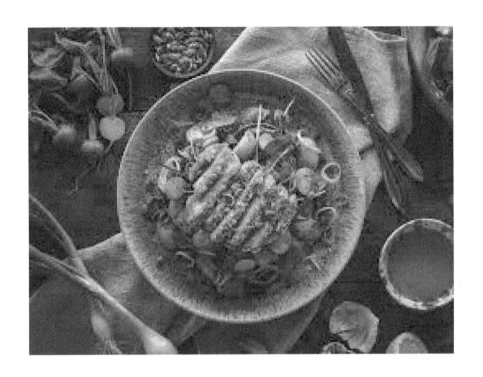

Anatra e Ciliegie

Tempo di preparazione: 10 minuti Tempo di cottura: 20 minuti Porzioni: 4

Ingredienti:

- ½ tazza di zucchero
- ¼ di tazza di miele
- 1/3 di tazza di aceto balsamico
- 1 cucchiaino di aglio, tritato
- 1 cucchiaio di zenzero, grattugiato
- 1 cucchiaino di cumino, macinato
- ½ cucchiaino di chiodi di garofano, macinati
- ½ cucchiaino di cannella in polvere
- 4 foglie di salvia, tritate
- 1 jalapeno, tritato
- 2 tazze di rabarbaro, a fette
- ½ tazza di cipolla gialla, tritata
- 2 tazze di ciliegie snocciolate
- 4 petti d'anatra, disossati, con la pelle e tagliati
- Sale e pepe nero qb

Indicazioni:

1. Condire il petto d'anatra con sale e pepe, mettere nella friggitrice ad aria e cuocere a 350 gradi F per 5 minuti per lato.

2. Nel frattempo scaldare una padella a fuoco medio, aggiungere lo zucchero, il miele, l'aceto, l'aglio, lo zenzero, il cumino, i chiodi di garofano, la cannella, la salvia, il jalapeno, il rabarbaro, la cipolla e le ciliegie, mescolare, portare a ebollizione e cuocere per 10 minuti.

3. Aggiungere i petti d'anatra, mescolare bene, dividere il tutto nei piatti e servire.

Godere!

Nutrizione: calorie 456, grassi 13, fibre 4, carboidrati 64, proteine 31

Petti d'anatra facili

Tempo di preparazione: 10 minuti Tempo di cottura: 15 minuti Porzioni: 4

Ingredienti:

- 4 petti d'anatra, senza pelle e disossati
- 4 teste d'aglio, sbucciate, tagliate e tagliate in quarti
- 2 cucchiai di succo di limone
- Sale e pepe nero qb
- ½ cucchiaino di pepe al limone
- 1 cucchiaio e ½ di olio d'oliva

Indicazioni:

1. In una ciotola mescolate i petti d'anatra con l'aglio, il succo di limone, il sale, il pepe, il pepe al limone e l'olio d'oliva e saltate il tutto.
2. Trasferisci l'anatra e l'aglio nella tua friggitrice e cuoci a 350 gradi F per 15 minuti.
3. Dividere i petti d'anatra e l'aglio nei piatti e servire.

Godere!

Nutrizione: calorie 200, grassi 7, fibre 1, carboidrati 11, proteine 17

Anatra e salsa di tè

Tempo di preparazione: 10 minuti Tempo di cottura: 20 minuti Porzioni: 4

Ingredienti:

- 2 metà di petto d'anatra, disossate
- 2 tazze e ¼ di brodo di pollo
- ¾ tazza di scalogno tritato
- 1 tazza e ½ di succo d'arancia
- Sale e pepe nero qb
- 3 cucchiaini di foglie di tè grigio Earl
- 3 cucchiai di burro, sciolto
- 1 cucchiaio di miele

Indicazioni:

1. Condire le metà del petto d'anatra con sale e pepe, mettere in una friggitrice ad aria preriscaldata e cuocere a 360 gradi per 10 minuti.

2. Nel frattempo scaldare una padella con il burro a fuoco medio, aggiungere lo scalogno, mescolare e cuocere per 2-3 minuti.

3. Aggiungere il brodo, mescolare e cuocere per un altro minuto.

4. Aggiungere il succo d'arancia, le foglie di tè e il miele, mescolare, cuocere per altri 2-3 minuti e filtrare in una ciotola.

5. Dividere l'anatra nei piatti, cospargere di salsa di tè e servire.

Godere!

Nutrizione: calorie 228, grassi 11, fibre 2, carboidrati 20, proteine 12

Petti d'Anatra Marinati

Tempo di preparazione: 1 giorno Tempo di cottura: 15 minuti Porzioni: 2

Ingredienti:

- 2 petti d'anatra
- 1 tazza di vino bianco
- ¼ di tazza di salsa di soia
- 2 spicchi d'aglio, tritati
- 6 molle di dragoncello
- Sale e pepe nero qb
- 1 cucchiaio di burro
- ¼ di tazza di sherry

Indicazioni:

1. In una ciotola mescolate i petti d'anatra con il vino bianco, la salsa di soia, l'aglio, il dragoncello, il sale e il pepe, mescolate bene e tenete in frigorifero per 1 giorno.

2. Trasferisci il petto d'anatra nella tua friggitrice ad aria preriscaldata a 350 gradi F e cuoci per 10 minuti, girando a metà.

3. Nel frattempo versare la marinata in una padella, scaldare a fuoco medio, aggiungere il burro e lo sherry, mescolare, portare a ebollizione, cuocere per 5 minuti e togliere dal fuoco.
4. Dividere i petti d'anatra nei piatti, condire con la salsa e servire.

Godere!

Nutrizione: calorie 475, grassi 12, fibre 3, carboidrati 10, proteine 48

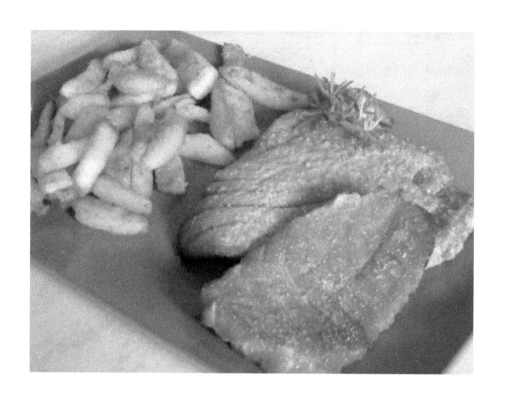

Petti di pollo con salsa al frutto della passione

Tempo di preparazione: 10 minuti Tempo di cottura: 10 minuti Porzioni: 4

Ingredienti:

- 4 petti di pollo
- Sale e pepe nero qb
- 4 frutti della passione, tagliati a metà, privati dei semi e la polpa riservata
- 1 cucchiaio di whisky
- 2 anice stellato
- 2 once di sciroppo d'acero
- 1 mazzetto di erba cipollina tritata

Indicazioni:

1. Riscaldare una padella con la polpa del frutto della passione a fuoco medio, aggiungere il whisky, l'anice stellato, lo sciroppo d'acero e l'erba cipollina, mescolare bene, cuocere a fuoco lento per 5-6 minuti e togliere dal fuoco.

2. Condire il pollo con sale e pepe, mettere nella friggitrice ad aria preriscaldata e cuocere a 360 gradi per 10 minuti, girando a metà.

3. Dividere il pollo nei piatti, scaldare un po 'la salsa, irrorarla sul pollo e servire.

Godere!

Nutrizione: calorie 374, grassi 8, fibre 22, carboidrati 34, proteine 37

Petti di pollo e salsa al peperoncino barbecue

Tempo di preparazione: 10 minuti Tempo di cottura: 20 minuti Porzioni: 6

Ingredienti:

- 2 tazze di salsa piccante
- 2 tazze di ketchup
- 1 tazza di gelatina di pere
- ¼ di tazza di miele
- ½ cucchiaino di fumo liquido
- 1 cucchiaino di peperoncino in polvere
- 1 cucchiaino di senape in polvere
- 1 cucchiaino di paprika dolce
- Sale e pepe nero qb
- 1 cucchiaino di aglio in polvere
- 6 petti di pollo, senza pelle e disossati

Indicazioni:

1. Condire i petti di pollo con sale e pepe, mettere in una friggitrice ad aria preriscaldata e cuocere a 350 gradi F per 10 minuti.

2. Nel frattempo scaldare una padella con la salsa chili a fuoco medio, aggiungere il ketchup, la gelatina di pere, il miele, il fumo liquido, il peperoncino in polvere, la senape in polvere, la paprika dolce, il sale, il pepe e l'aglio in polvere, mescolare, portare a ebollizione e cuocere per 10 minuti.

3. Aggiungere i petti di pollo fritti all'aria, mescolare bene, dividere nei piatti e servire.

Godere!

Nutrizione: calorie 473, grassi 13, fibre 7, carboidrati 39, proteine 33

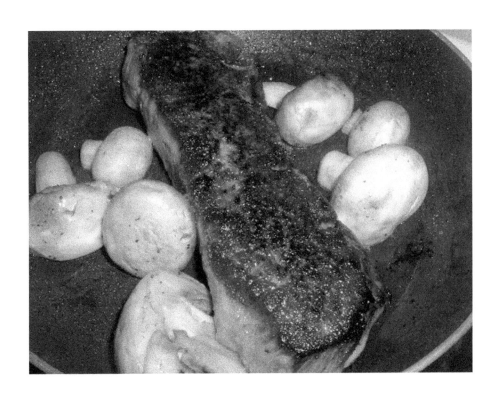

Mix Di Petti D'anatra E Mango

Tempo di preparazione: 1 ora Tempo di cottura: 10 minuti
Porzioni: 4

Ingredienti:

- 4 petti d'anatra
- 1 cucchiaio e ½ di citronella tritata
- 3 cucchiai di succo di limone
- 2 cucchiai di olio d'oliva
- Sale e pepe nero qb
- 3 spicchi d'aglio, tritati

Per il mix di mango:

- 1 mango, sbucciato e tritato
- 1 cucchiaio di coriandolo tritato
- 1 cipolla rossa, tritata
- 1 cucchiaio di salsa al peperoncino dolce
- 1 cucchiaio e ½ di succo di limone
- 1 cucchiaino di zenzero, grattugiato
- ¾ cucchiaino di zucchero

Indicazioni:

1. In una ciotola, mescolare il petto d'anatra con sale, pepe, citronella, 3 cucchiai di succo di limone, olio d'oliva e aglio, mescolare bene, tenere in frigo per 1 ora, trasferire nella friggitrice e cuocere a 360 gradi per 10 minuti, lanciando una volta.
2. Nel frattempo, in una ciotola, mescolare il mango con il coriandolo, la cipolla, la salsa al peperoncino, il succo di limone, lo zenzero e lo zucchero e mescolare bene.
3. Dividere l'anatra nei piatti, aggiungere il mix di mango a lato e servire.

Godere!

Nutrizione: calorie 465, grassi 11, fibre 4, carboidrati 29, proteine 38

Casseruola di pollo cremosa veloce

Tempo di preparazione: 10 minuti Tempo di cottura: 12 minuti Porzioni: 4

Ingredienti:

- 10 once di spinaci, tritati
- 4 cucchiai di burro
- 3 cucchiai di farina
- 1 tazza e ½ di latte
- ½ tazza di parmigiano grattugiato
- ½ tazza di panna
- Sale e pepe nero qb
- 2 tazze di petti di pollo, senza pelle, disossati e tagliati a cubetti
- 1 tazza di pangrattato

Indicazioni:

1. Riscaldare una padella con il burro a fuoco medio, aggiungere la farina e mescolare bene.
2. Aggiungere il latte, la panna e il parmigiano, mescolare bene, cuocere ancora per 1-2 minuti e togliere dal fuoco.

3. In una padella adatta alla tua friggitrice ad aria, spalma il pollo e gli spinaci.

4. Salate e pepate e mescolate.

5. Aggiungere il composto di panna e spalmare, cospargere di pangrattato, introdurre nella friggitrice ad aria e cuocere a 350 per 12 minuti.

6. Dividere il mix di pollo e spinaci nei piatti e servire.

Godere!

Nutrizione: calorie 321, grassi 9, fibre 12, carboidrati 22, proteine 17

Pollo e Pesche

Tempo di preparazione: 10 minuti Tempo di cottura: 30 minuti Porzioni: 6

Ingredienti:

- 1 pollo intero, tagliato a pezzi medi
- ¾ tazza d'acqua
- 1/3 di tazza di miele
- Sale e pepe nero qb
- ¼ di tazza di olio d'oliva
- 4 pesche, tagliate a metà

Indicazioni:

1. Mettere l'acqua in una pentola, portare a ebollizione a fuoco medio, aggiungere il miele, montare molto bene e lasciare da parte.
2. Strofinare i pezzi di pollo con l'olio, condire con sale e pepe, metterli nel cestello della friggitrice e cuocere a 350 gradi F per 10 minuti.
3. Spennellare il pollo con un po 'di miscela di miele, cuocere per altri 6 minuti, girare di nuovo, spennellare

ancora una volta con la miscela di miele e cuocere per altri 7 minuti.

4. Dividere i pezzi di pollo nei piatti e tenerli al caldo.
5. Spennella le pesche con ciò che resta della marinata al miele, mettile nella friggitrice e cuocile per 3 minuti.
6. Dividere tra i piatti accanto ai pezzi di pollo e servire.

Godere!

Nutrizione: calorie 430, grassi 14, fibre 3, carboidrati 15, proteine 20

Pollo glassato al tè

Tempo di preparazione: 10 minuti Tempo di cottura: 30 minuti Porzioni: 6

Ingredienti:

- ½ tazza di conserve di albicocche
- ½ tazza di conserve di ananas
- 6 cosce di pollo
- 1 tazza di acqua calda
- 6 bustine di tè nero
- 1 cucchiaio di salsa di soia
- 1 cipolla, tritata
- ¼ di cucchiaino di peperoncino a scaglie
- 1 cucchiaio di olio d'oliva
- Sale e pepe nero qb
- 6 cosce di pollo

Indicazioni:

1. Mettere l'acqua calda in una ciotola, aggiungere le bustine di tè, lasciare da parte coperte per 10 minuti, scartare le bustine alla fine e trasferire il tè in un'altra ciotola.

2. Aggiungere la salsa di soia, i fiocchi di pepe, le conserve di albicocche e ananas, frullare bene e togliere dal fuoco.

3. Condire il pollo con sale e pepe, strofinare con olio, mettere nella friggitrice ad aria e cuocere a 350 gradi F per 5 minuti.

4. Distribuisci la cipolla sul fondo di una teglia che si adatta alla tua friggitrice ad aria, aggiungi i pezzi di pollo, condisci la glassa per il tè sopra, introduci nella friggitrice e cuoci a 320 gradi F per 25 minuti.

5. Dividete tutto nei piatti e servite.

Godere!

Nutrizione: calorie 298, grassi 14, fibra 1, carboidrati 14, proteine 30

Mix di pollo e ravanello

Tempo di preparazione: 10 minuti Tempo di cottura: 30 minuti Porzioni: 4

Ingredienti:

- 4 cose di pollo, con osso
- Sale e pepe nero qb
- 1 cucchiaio di olio d'oliva
- 1 tazza di brodo di pollo
- 6 ravanelli, tagliati a metà
- 1 cucchiaino di zucchero
- 3 carote, tagliate a bastoncini sottili
- 2 cucchiai di erba cipollina tritata

Indicazioni:

1. Riscalda una padella adatta alla tua friggitrice ad aria a fuoco medio, aggiungi brodo, carote, zucchero e ravanelli, mescola delicatamente, abbassa la fiamma a media, copri parzialmente la pentola e fai sobbollire per 20 minuti.

2. Strofinare il pollo con olio d'oliva, condire con sale e pepe, mettere nella friggitrice ad aria e cuocere a 350 gradi F per 4 minuti.

3. Aggiungere il pollo al mix di ravanelli, mescolare, introdurre il tutto nella friggitrice ad aria, cuocere per altri 4 minuti, dividere tra i piatti e servire.

Godere!

Nutrizione: calorie 237, grassi 10, fibre 4, carboidrati 19, proteine 29

Ricette di carne della friggitrice ad aria

Costata di manzo aromatizzata

Tempo di preparazione: 10 minuti Tempo di cottura: 20 minuti Porzioni: 4

Ingredienti:

- Costata di manzo da 2 libbre
- Sale e pepe nero qb
- 1 cucchiaio di olio d'oliva

Per lo sfregamento:

- 3 cucchiai di paprika dolce
- 2 cucchiai di cipolla in polvere
- 2 cucchiai di aglio in polvere
- 1 cucchiaio di zucchero di canna
- 2 cucchiai di origano, essiccato
- 1 cucchiaio di cumino, macinato
- 1 cucchiaio di rosmarino, essiccato

Indicazioni:

1. In una ciotola, mescolare la paprika con la cipolla e l'aglio in polvere, lo zucchero, l'origano, il rosmarino, il sale, il pepe e il cumino, mescolare e strofinare la bistecca con questo mix.

2. Condire la bistecca con sale e pepe, strofinare ancora con l'olio, mettere nella friggitrice ad aria e cuocere a 400 gradi per 20 minuti, girandole a metà.

3. Trasferire la bistecca su un tagliere, affettare e servire con un'insalata di contorno.

Godere!

Nutrizione: calorie 320, grassi 8, fibre 7, carboidrati 22, proteine 21

Bistecca e broccoli cinesi

Tempo di preparazione: 45 minuti Tempo di cottura: 12 minuti Porzioni: 4

Ingredienti:

- ¾ bistecca tonda, tagliata a listarelle
- Cimette di broccoli da 1 libbra
- 1/3 di tazza di salsa di ostriche
- 2 cucchiaini di olio di sesamo
- 1 cucchiaino di salsa di soia
- 1 cucchiaino di zucchero
- 1/3 di tazza di sherry
- 1 cucchiaio di olio d'oliva
- 1 spicchio d'aglio tritato

Indicazioni:

1. In una ciotola, mescolare l'olio di sesamo con la salsa di ostriche, la salsa di soia, lo sherry e lo zucchero, mescolare bene, aggiungere il manzo, mescolare e lasciare da parte per 30 minuti.

2. Trasferisci la carne in una padella adatta alla tua friggitrice ad aria, aggiungi anche i broccoli, l'aglio e l'olio, mescola tutto e cuoci a 380 gradi F per 12 minuti.

3. Dividete tra i piatti e servite.

Godere!

Nutrizione: calorie 330, grassi 12, fibre 7, carboidrati 23, proteine 23

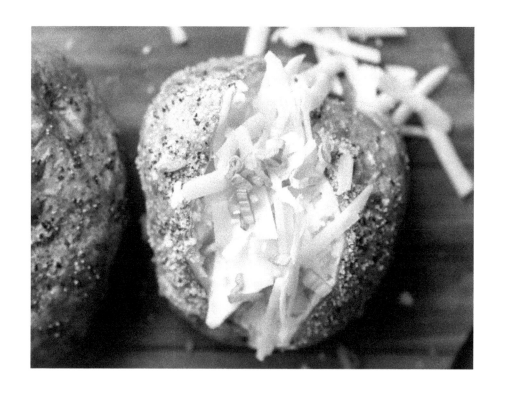

Maiale provenzale

Tempo di preparazione: 10 minuti Tempo di cottura: 15 minuti Porzioni: 2

Ingredienti:

- 1 cipolla rossa, affettata
- 1 peperone giallo, tagliato a listarelle
- 1 peperone verde, tagliato a listarelle
- Sale e pepe nero qb
- 2 cucchiaini di erbe provenzali
- ½ cucchiaio di senape
- 1 cucchiaio di olio d'oliva
- 7 once di filetto di maiale

Indicazioni:

1. In una pirofila adatta alla tua friggitrice ad aria, mescola il peperone giallo con il peperone verde, la cipolla, il sale, il pepe, le erbe provenzali e metà dell'olio e mescola bene.
2. Condire il maiale con sale, pepe, senape e il resto dell'olio, mescolare bene e aggiungere alle verdure.
3. Introduci tutto nella tua friggitrice ad aria, cuoci a 370 gradi F per 15 minuti, dividi tra i piatti e servi.

Godere!

Nutrizione: calorie 300, grassi 8, fibre 7, carboidrati 21, proteine 23

Beef S trips with Snow Peas and Mushrooms

Tempo di preparazione: 10 minuti Tempo di cottura: 22 minuti Porzioni: 2

Ingredienti:

- 2 bistecche di manzo, tagliate a listarelle
- Sale e pepe nero qb
- 7 once di taccole
- 8 once di funghi bianchi, tagliati a metà
- 1 cipolla gialla, tagliata a rondelle
- 2 cucchiai di salsa di soia
- 1 cucchiaino di olio d'oliva

Indicazioni:

1. In una ciotola, mescolare l'olio d'oliva con la salsa di soia, frullare, aggiungere le strisce di manzo e mescolare.
2. In un'altra ciotola, mescolare le taccole, la cipolla e i funghi con sale, pepe e olio, mescolare bene, mettere in una padella adatta alla friggitrice e cuocere a 350 gradi F per 16 minuti.
3. Aggiungere anche le strisce di manzo nella padella e cuocere a 400 gradi F per altri 6 minuti.
4. Dividete tutto nei piatti e servite.

Godere!

Nutrizione: calorie 235, grassi 8, fibre 2, carboidrati 22, proteine 24

Costolette Di Agnello All'aglio

Tempo di preparazione: 10 minuti Tempo di cottura: 10 minuti Porzioni: 4

Ingredienti:

- 3 cucchiai di olio d'oliva
- 8 costolette di agnello
- Sale e pepe nero qb
- 4 spicchi d'aglio, tritati
- 1 cucchiaio di origano, tritato
- 1 cucchiaio di coriandolo tritato

Indicazioni:

1. In una ciotola, mescolare l'origano con sale, pepe, olio, aglio e costolette di agnello e mescolare per ricoprire.
2. Trasferisci le costolette di agnello nella friggitrice ad aria e cuoci a 400 gradi per 10 minuti.
3. Dividere le costolette di agnello nei piatti e servire con un contorno di insalata.

Godere!

Nutrizione: calorie 231, grassi 7, fibre 5, carboidrati 14, proteine 23

Agnello Croccante

Tempo di preparazione: 10 minuti Tempo di cottura: 30 minuti Porzioni: 4

Ingredienti:

- 1 cucchiaio di pangrattato
- 2 cucchiai di noci di macadamia, tostate e schiacciate
- 1 cucchiaio di olio d'oliva
- 1 spicchio d'aglio tritato
- 28 once carré di agnello
- Sale e pepe nero qb
- 1 uovo,
- 1 cucchiaio di rosmarino tritato

Indicazioni:

1. In una ciotola mescolate l'olio con l'aglio e mescolate bene.

2. Condire l'agnello con sale, pepe e spennellare con l'olio.

3. In un'altra ciotola, mescolare le noci con il pangrattato e il rosmarino.

4. Metti l'uovo in una ciotola separata e sbatti bene.

5. Immergere l'agnello nell'uovo, poi nel mix di macadamia, metterli nel cestello della friggitrice, cuocere a 360 gradi e cuocere per 25 minuti, aumentare la fiamma a 400 gradi e cuocere per altri 5 minuti.

6. Dividete tra i piatti e servite subito.

Godere!

Nutrizione: calorie 230, grassi 2, fibre 2, carboidrati 10, proteine 12

Maiale indiano

Tempo di preparazione: 35 minuti Tempo di cottura: 10 minuti Porzioni: 4

Ingredienti:

- 1 cucchiaino di zenzero in polvere
- 2 cucchiaini di pasta di peperoncino
- 2 spicchi d'aglio, tritati
- 14 once di costolette di maiale, a cubetti
- 1 scalogno, tritato
- 1 cucchiaino di coriandolo, macinato
- 7 once di latte di cocco
- 2 cucchiai di olio d'oliva
- 3 once di arachidi, macinate
- 3 cucchiai di salsa di soia
- Sale e pepe nero qb

Indicazioni:

1. In una ciotola mescolate lo zenzero con 1 cucchiaino di pasta di peperoncino, metà dell'aglio, metà della salsa di soia e metà dell'olio, sbattete, aggiungete la carne, saltate e lasciate da parte per 10 minuti.
2. Trasferisci la carne nel cestello della tua friggitrice e cuoci a 400 gradi F per 12 minuti, girando a metà.
3. Nel frattempo scaldare una padella con il resto dell'olio a fuoco medio-alto, aggiungere lo scalogno, il resto dell'aglio, il coriandolo, il latte di cocco, il resto delle arachidi, il resto della pasta di peperoncino e il resto della salsa di soia , mescolate e fate cuocere per 5 minuti.
4. Dividere la carne di maiale nei piatti, distribuire sopra la miscela di cocco e servire.

Godere!

Nutrizione: calorie 423, grassi 11, fibre 4, carboidrati 42, proteine 18

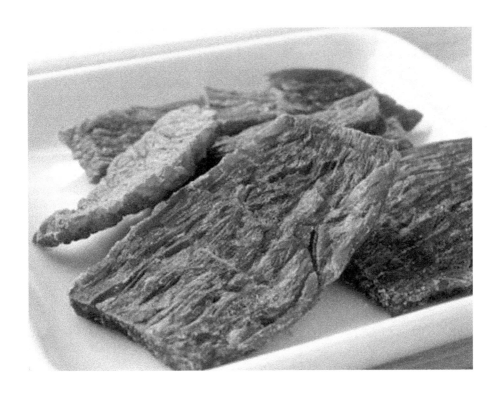

Agnello e cavolini di Bruxelles cremosi

Tempo di preparazione: 10 minuti Tempo di cottura: 1 ora e 10 minuti Porzioni: 4

Ingredienti:

- 2 libbre di cosciotto d'agnello, segnato
- 2 cucchiai di olio d'oliva
- 1 cucchiaio di rosmarino tritato
- 1 cucchiaio di timo al limone, tritato
- 1 spicchio d'aglio tritato
- 1 e ½ libbra di cavoletti di Bruxelles, mondati
- 1 cucchiaio di burro, sciolto
- ½ tazza di panna acida
- Sale e pepe nero qb

Indicazioni:

1. Condire il cosciotto di agnello con sale, pepe, timo e rosmarino, spennellare con olio, mettere nel cestello della friggitrice, cuocere a 300 gradi per 1 ora, trasferire su un piatto e tenere in caldo.

2. In una padella adatta alla tua friggitrice ad aria, mescola i cavoletti di Bruxelles con sale, pepe, aglio, burro e panna acida, mescola, metti la friggitrice e cuoci a 400 gradi F per 10 minuti.

3. Dividere l'agnello nei piatti, aggiungere i cavoletti di Bruxelles a parte e servire.

Godere!

Nutrizione: calorie 440, grassi 23, fibre 0, carboidrati 2, proteine 49

Filetti di manzo con maionese all'aglio

Tempo di preparazione: 10 minuti Tempo di cottura: 40 minuti Porzioni: 8

Ingredienti:

- 1 tazza di maionese
- 1/3 di tazza di panna acida
- 2 spicchi d'aglio, tritati
- 3 libbre di filetto di manzo
- 2 cucchiai di erba cipollina tritata
- 2 cucchiai di senape
- 2 cucchiai di senape
- ¼ di tazza di dragoncello, tritato
- Sale e pepe nero qb

Indicazioni:

1. Condire la carne di manzo con sale e pepe a piacere, mettere nella friggitrice ad aria, cuocere a 370 gradi F per 20 minuti, trasferire su un piatto e lasciare da parte per qualche minuto.

2. In una ciotola, mescolare l'aglio con la panna acida, l'erba cipollina, la maionese, un po 'di sale e pepe, sbattere e lasciare da parte.

3. In un'altra ciotola, mescola la senape con la senape di Digione e il dragoncello, frusta, aggiungi la carne, mescola, torna nella friggitrice e cuoci a 350 gradi F per altri 20 minuti.

4. Dividere la carne nei piatti, spalmare la maionese all'aglio e servire.

Godere!

Nutrizione: calorie 400, grassi 12, fibre 2, carboidrati 27, proteine 19

Mostarda Marina ted Beef

Tempo di preparazione: 10 minuti Tempo di cottura: 45 minuti Porzioni: 6

Ingredienti:

- 6 strisce di pancetta
- 2 cucchiai di burro
- 3 spicchi d'aglio, tritati
- Sale e pepe nero qb
- 1 cucchiaio di rafano
- 1 cucchiaio di senape
- 3 libbre di arrosto di manzo
- 1 tazza e ¾ di brodo di manzo
- ¾ bicchiere di vino rosso

Indicazioni:

1. In una ciotola, mescolare il burro con senape, aglio, sale, pepe e rafano, sbattere e strofinare la carne con questo mix.

2. Disporre le strisce di pancetta su un tagliere, posizionare sopra la carne di manzo, piegare la pancetta attorno alla carne, trasferire nel cestello della

friggitrice, cuocere a 400 gradi F per 15 minuti e trasferire in una padella adatta alla friggitrice.

3. Aggiungere brodo e vino alla carne, introdurre la padella nella friggitrice ad aria e cuocere a 360 gradi per altri 30 minuti.

4. Tagliare il manzo, dividerlo nei piatti e servire con un contorno di insalata.

Godere!

Nutrizione: calorie 500, grassi 9, fibre 4, carboidrati 29, proteine 36

Maiale cremoso

Tempo di preparazione: 10 minuti Tempo di cottura: 22 minuti Porzioni: 6

Ingredienti:

- 2 libbre di carne di maiale, disossata e tagliata a cubetti
- 2 cipolle gialle, tritate
- 1 cucchiaio di olio d'oliva
- 1 spicchio d'aglio tritato
- 3 tazze di brodo di pollo
- 2 cucchiai di paprika dolce
- Sale e pepe nero qb
- 2 cucchiai di farina bianca
- 1 tazza e ½ di panna acida
- 2 cucchiai di aneto, tritato

Indicazioni:

1. In una padella adatta alla tua friggitrice ad aria, mescola il maiale con sale, pepe e olio, mescola, introduci nella tua friggitrice e cuoci a 360 gradi per 7 minuti.

2. Aggiungere la cipolla, l'aglio, il brodo, la paprika, la farina, la panna acida e l'aneto, mescolare e cuocere a 370 gradi F per altri 15 minuti.

3. Dividete il tutto nei piatti e servite subito.

Godere!

Nutrizione: calorie 300, grassi 4, fibre 10, carboidrati 26, proteine 34

Costolette di maiale marinate e cipolle

Tempo di preparazione: 24 ore Tempo di cottura: 25 minuti Porzioni: 6

Ingredienti:

- 2 costolette di maiale
- ¼ di tazza di olio d'oliva
- 2 cipolle gialle, affettate
- 2 spicchi d'aglio, tritati
- 2 cucchiaini di senape
- 1 cucchiaino di paprika dolce
- Sale e pepe nero qb
- ½ cucchiaino di origano essiccato
- ½ cucchiaino di timo essiccato
- Un pizzico di pepe di Caienna

Indicazioni:

1. In una ciotola, mescolare l'olio con l'aglio, la senape, la paprika, il pepe nero, l'origano, il timo e il pepe di Caienna e frullare bene.
2. Unire le cipolle al mix di carne e senape, mescolare per ricoprire, coprire e conservare in frigo per 1 giorno.

3. Trasferisci il mix di carne e cipolle in una padella adatta alla tua friggitrice e cuoci a 360 gradi per 25 minuti.
4. Dividete tutto nei piatti e servite.

Godere!

Nutrizione: calorie 384, grassi 4, fibre 4, carboidrati 17, proteine 25

Maiale brasato semplice

Tempo di preparazione: 40 minuti Tempo di cottura: 40 minuti
Porzioni: 4

Ingredienti:

- 2 libbre di lonza di maiale arrosto, disossata e tagliata a cubetti
- 4 cucchiai di burro, sciolto
- Sale e pepe nero qb
- 2 tazze di brodo di pollo
- ½ bicchiere di vino bianco secco
- 2 spicchi d'aglio, tritati
- 1 cucchiaino di timo, tritato
- 1 primavera di timo
- 1 foglia di alloro
- ½ cipolla gialla, tritata
- 2 cucchiai di farina bianca
- ½ libbra di uva rossa

Indicazioni:

1. Condire i cubetti di maiale con sale e pepe, strofinare con 2 cucchiai di burro fuso, mettere nella friggitrice ad aria e cuocere a 370 gradi F per 8 minuti.
2. Nel frattempo, scalda una padella adatta alla tua friggitrice ad aria con 2 cucchiai di burro a fuoco medio-alto, aggiungi l'aglio e la cipolla, mescola e cuoci per 2 minuti.
3. Aggiungere vino, brodo, sale, pepe, timo, farina e alloro, mescolare bene, portare a ebollizione e togliere dal fuoco.
4. Aggiungere i cubetti di maiale e l'uva, mescolare, introdurre nella friggitrice e cuocere a 360 gradi per altri 30 minuti.
5. Dividete tutto nei piatti e servite.

Godere!

Nutrizione: calorie 320, grassi 4, fibre 5, carboidrati 29, proteine 38

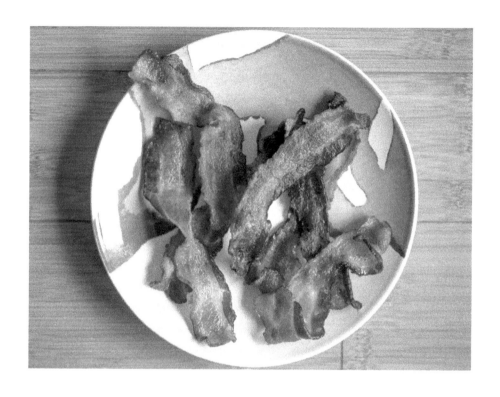

Maiale al Couscous

Tempo di preparazione: 10 minuti Tempo di cottura: 35 minuti Porzioni: 6

Ingredienti:

- Lonza di maiale 2 e ½ libbre, disossata e rifilata
- ¾ tazza di brodo di pollo
- 2 cucchiai di olio d'oliva
- ½ cucchiaio di paprika dolce
- 2 e ¼ di cucchiaino di salvia, essiccata
- ½ cucchiaio di aglio in polvere
- ¼ di cucchiaino di rosmarino essiccato
- ¼ cucchiaino di maggiorana essiccata
- 1 cucchiaino di basilico, essiccato
- 1 cucchiaino di origano, essiccato
- Sale e pepe nero qb
- 2 tazze di cuscus, cotto

Indicazioni:

1. In una ciotola mescolate l'olio con il brodo, la paprika, l'aglio in polvere, la salvia, il rosmarino, il timo, la maggiorana, l'origano, sale e pepe a piacere, sbattete

bene, aggiungete la lonza di maiale, mescolate bene e lasciate da parte per 1 ora.

2. Trasferisci tutto in una padella adatta alla tua friggitrice e cuoci a 370 gradi F per 35 minuti.

3. Dividete tra i piatti e servite con cous cous a parte.

Godere!

Nutrizione: calorie 310, grassi 4, fibre 6, carboidrati 37, proteine 34

Spalla di maiale fritta all'aria semplice

Tempo di preparazione: 30 minuti Tempo di cottura: 1 ora e 20 minuti Porzioni: 6

Ingredienti:

- 3 cucchiai di aglio, tritato
- 3 cucchiai di olio d'oliva
- 4 libbre di spalla di maiale
- Sale e pepe nero qb

Indicazioni:

1. In una ciotola, mescolare olio d'oliva con sale, pepe e olio, sbattere bene e spennellare la spalla di maiale con questo composto.
2. Mettere in una friggitrice ad aria preriscaldata e cuocere a 390 gradi F per 10 minuti.
3. Ridurre il calore a 300 gradi F e arrosto di maiale per 1 ora e 10 minuti.
4. Affettare la spalla di maiale, dividerla nei piatti e servire con contorno di insalata.

Godere!

Nutrizione: calorie 221, grassi 4, fibre 4, carboidrati 7, proteine 10

Arrosto Di Maiale Aromatizzato Finocchio

Tempo di preparazione: 10 minuti Tempo di cottura: 1 ora

Porzioni: 10

Ingredienti:

- 5 chili e mezzo di lonza di maiale arrosto, rifilata
- Sale e pepe nero qb
- 3 spicchi d'aglio, tritati
- 2 cucchiai di rosmarino tritato
- 1 cucchiaino di finocchio, macinato
- 1 cucchiaio di semi di finocchio
- 2 cucchiaini di peperone rosso, schiacciato
- ¼ di tazza di olio d'oliva

Indicazioni:

1. Nel vostro robot da cucina mescolate l'aglio con i semi di finocchio, il finocchio, il rosmarino, il peperoncino, un po 'di pepe nero e l'olio d'oliva e frullate fino ad ottenere una pasta.
2. Distribuire 2 cucchiai di pasta d'aglio sulla lonza di maiale, strofinare bene, aggiustare di sale e pepe, introdurre nella friggitrice ad aria preriscaldata e cuocere a 350 gradi F per 30 minuti.
3. Ridurre il calore a 300 gradi F e cuocere per altri 15 minuti.
4. Affettare il maiale, dividerlo nei piatti e servire.

Godere!

Nutrizione: calorie 300, grassi 14, fibre 9, carboidrati 26, proteine 22

Petto Di Manzo E Salsa Di Cipolle

Tempo di preparazione: 10 minuti Tempo di cottura: 2 ore
Porzioni: 6

Ingredienti:

- 1 libbra di cipolla gialla, tritata
- 4 libbre di petto di manzo
- 1 libbra di carota, tritata
- 8 bustine di tè Earl Grey
- ½ libbra di sedano tritato
- Sale e pepe nero qb
- 4 tazze d'acqua

Per la salsa:

- 16 once di pomodori in scatola, tritati
- ½ libbra di sedano tritato
- 1 oncia di aglio, tritato
- 4 once di olio vegetale
- 1 libbra di cipolla dolce, tritata
- 1 tazza di zucchero di canna
- 8 bustine di tè Earl Grey
- 1 tazza di aceto bianco

Indicazioni:

1. Mettere l'acqua in una pirofila adatta alla friggitrice ad aria, aggiungere 1 libbra di cipolla, 1 libbra di carota, ½ libbra di sedano, sale e pepe, mescolare e portare a ebollizione a fuoco medio-alto.

2. Aggiungere il petto di manzo e 8 bustine di tè, mescolare, trasferire nella friggitrice ad aria e cuocere a 300 gradi F per 1 ora e 30 minuti.

3. Nel frattempo, scaldare una padella con l'olio vegetale a fuoco medio-alto, aggiungere 1 libbra di cipolla, mescolare e rosolare per 10 minuti.

4. Aggiungere l'aglio, ½ libbra di sedano, i pomodori, lo zucchero, l'aceto, il sale, il pepe e 8 bustine di tè, mescolare, portare a ebollizione, cuocere per 10 minuti e scartare le bustine di tè.

5. Trasferire il petto di manzo su un tagliere, affettarlo, dividerlo nei piatti, cospargere di salsa di cipolle e servire.

Godere!

Nutrizione: calorie 400, grassi 12, fibre 4, carboidrati 38, proteine 34

Marinata di manzo e cipolle verdi

Tempo di preparazione: 10 minuti Tempo di cottura: 20 minuti Porzioni: 4

Ingredienti:

- 1 tazza di cipolla verde, tritata
- 1 tazza di salsa di soia
- ½ tazza d'acqua
- ¼ di tazza di zucchero di canna
- ¼ di tazza di semi di sesamo
- 5 spicchi d'aglio, tritati
- 1 cucchiaino di pepe nero
- 1 libbra di manzo magro

Indicazioni:

1. In una ciotola mescolate la cipolla con la salsa di soia, l'acqua, lo zucchero, l'aglio, i semi di sesamo e il pepe, sbattete, aggiungete la carne, saltate e lasciate da parte per 10 minuti.
2. Scolare la carne, trasferirla nella friggitrice ad aria preriscaldata e cuocere a 390 gradi F per 20 minuti.
3. Affettare, dividere nei piatti e servire con contorno di insalata.

Godere!

Nutrizione: calorie 329, grassi 8, fibre 12, carboidrati 26, proteine 22

Manzo all'aglio e peperone

Tempo di preparazione: 30 minuti Tempo di cottura: 30 minuti Porzioni: 4

Ingredienti:

- 11 once di filetti di bistecca, affettati
- 4 spicchi d'aglio, tritati
- 2 cucchiai di olio d'oliva
- 1 peperone rosso, tagliato a listarelle
- Pepe nero al gusto
- 1 cucchiaio di zucchero
- 2 cucchiai di salsa di pesce
- 2 cucchiaini di farina di mais
- ½ tazza di brodo di manzo
- 4 cipolle verdi, affettate

Indicazioni:

1. In una padella adatta alla vostra friggitrice ad aria mescolate la carne di manzo con olio, aglio, pepe nero e peperone, mescolate, coprite e tenete in frigo per 30 minuti.
2. Metti la padella nella tua friggitrice ad aria preriscaldata e cuoci a 360 gradi per 14 minuti.
3. In una ciotola mescolare lo zucchero con la salsa di pesce, mescolare bene, versare sulla carne di manzo e cuocere a 360 gradi per altri 7 minuti.
4. Aggiungere il brodo mescolato con farina di mais e cipolle verdi, mescolare e cuocere a 370 gradi F per altri 7 minuti.
5. Dividete tutto nei piatti e servite.

Godere!

Nutrizione: calorie 343, grassi 3, fibre 12, carboidrati 26, proteine 38

Agnello e Verdure Marinati

Tempo di preparazione: 10 minuti Tempo di cottura: 30 minuti Porzioni: 4

Ingredienti:

- 1 carota, tritata
- 1 cipolla, affettata
- ½ cucchiaio di olio d'oliva
- 3 once di germogli di soia
- 8 once di lonza di agnello, affettata

Per la marinata:

- 1 spicchio d'aglio tritato
- ½ mela grattugiata
- Sale e pepe nero qb
- 1 cipolla gialla piccola, grattugiata
- 1 cucchiaio di zenzero, grattugiato
- 5 cucchiai di salsa di soia
- 1 cucchiaio di zucchero
- 2 cucchiai di succo d'arancia

Indicazioni:

1. In una ciotola mescolate 1 cipolla grattugiata con la mela, l'aglio, 1 cucchiaio di zenzero, salsa di soia, succo d'arancia, zucchero e pepe nero, sbattete bene, aggiungete l'agnello e lasciate da parte per 10 minuti.

2. Riscalda una padella adatta alla tua friggitrice ad aria con l'olio d'oliva a fuoco medio-alto, aggiungi 1 cipolla affettata, carota e germogli di soia, mescola e cuoci per 3 minuti.

3. Aggiungere l'agnello e la marinata, trasferire la padella nella friggitrice ad aria preriscaldata e cuocere a 360 gradi per 25 minuti.

4. Dividi il tutto in ciotole e servi.

Godere!

Nutrizione: calorie 265, grassi 3, fibre 7, carboidrati 18, proteine 22

Agnello Cremoso

Tempo di preparazione: 3 ore Tempo di cottura: 1 ora
Porzioni: 8

Ingredienti:

- 5 libbre di cosciotto d'agnello
- 2 tazze di latticello a basso contenuto di grassi
- 2 cucchiai di senape
- ½ tazza di burro
- 2 cucchiai di basilico tritato
- 2 cucchiai di concentrato di pomodoro
- 2 spicchi d'aglio, tritati
- Sale e pepe nero qb
- 1 tazza di vino bianco
- 1 cucchiaio di amido di mais mescolato con 1 cucchiaio di acqua
- ½ tazza di panna acida

Indicazioni:

1. Mettere l'arrosto di agnello in un piatto capiente, aggiungere il latticello, mescolare per ricoprire, coprire e tenere in frigo per 24 ore.

2. Asciugare l'agnello e metterlo in una padella adatta alla friggitrice ad aria.

3. In una ciotola, mescolare il burro con il concentrato di pomodoro, la senape, il basilico, il rosmarino, il sale, il pepe e l'aglio, sbattere bene, spalmare sull'agnello, introdurre il tutto nella friggitrice e cuocere a 300 gradi F per 1 ora.

4. Affettate l'agnello, dividetelo nei piatti, lasciate da parte per ora e scaldate il sugo di cottura dalla padella sul fornello.

5. Aggiungere vino, amido di mais, sale, pepe e panna acida, mescolare, togliere dal fuoco, irrorare questa salsa con l'agnello e servire.

Godere!

Nutrizione: calorie 287, grassi 4, fibre 7, carboidrati 19, proteine 25

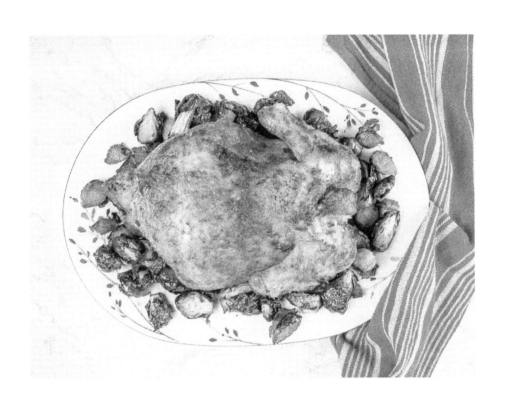

Conclusione

La frittura ad aria è uno dei metodi di cottura più popolari in questi giorni e le friggitrici ad aria sono diventate uno degli strumenti più sorprendenti in cucina.

Le friggitrici ad aria ti aiutano a cucinare pasti sani e deliziosi in pochissimo tempo! Non serve essere un esperto in cucina per cucinare piatti speciali per te e per i tuoi cari!

Devi solo possedere una friggitrice ad aria e questo fantastico libro di cucina per friggitrice ad aria!

Presto preparerai i migliori piatti di sempre e stupirai tutti intorno a te con i tuoi pasti cucinati in casa!

Fidati di noi! Metti le mani su una friggitrice ad aria e su questa utile raccolta di ricette di friggitrice ad aria e inizia la tua nuova esperienza di cucina!

Divertiti!

CPSIA information can be obtained
at www.ICGtesting.com
Printed in the USA
BVHW041516220221
600777BV00006B/367